RECHERCHES CLINIQUES

SUR LA FAUSSE APPRÉCIATION DES COULEURS.

LE

PRONOSTIC DU DALTONISME

PAR

A. FAVRE

D. M. P.

Membre de la Société Française d'Ophtalmologie
Lauréat de l'Académie de Médecine (Barbier, 1880) et de l'Institut de France
(Montyon, 1878 et 1881),
Membre des Sociétés Médicales, de la Commission Municipale d'hygiène,
du Conseil d'Hygiène publique et de Salubrité de Lyon,
Correspondant de la Société Nationale de Médecine de Marseille,
de l'Académie Royale de Médecine de Turin,
Médecin consultant de la Compagnie des Chemins de Fer Paris-Lyon-Méditerranée,
Chevalier de la Légion-d'Honneur,
Officier d'Académie.

LYON

IMPRIMERIE DU SALUT PUBLIC

BELLON, RUE DE LA RÉPUBLIQUE, 33

1886

RECHERCHES CLINIQUES

SUR LA FAUSSE APPRÉCIATION DES COULEURS

LE

PRONOSTIC DU DALTONISME

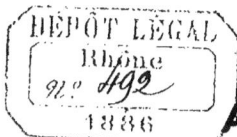

PAR

A. FAVRE

D. M. P.

Membre de la Société Française d'Ophtalmologie
Lauréat de l'Académie de Médecine (Barbier, 1880) et de l'Institut de France
(Montyon, 1878 et 1881),
Membre des Sociétés Médicales, de la Commission Municipale d'hygiène,
du Conseil d'Hygiène publique et de Salubrité de Lyon,
Correspondant de la Société Nationale de Médecine de Marseille,
de l'Académie Royale de Médecine de Turin,
Médecin consultant de la Compagnie des Chemins de Fer Paris-Lyon-Méditerranée,
Chevalier de la Légion-d'Honneur,
Officier d'Académie.

LYON

IMPRIMERIE DU SALUT PUBLIC

BELLON, RUE DE LA RÉPUBLIQUE, 33

—

. 1886

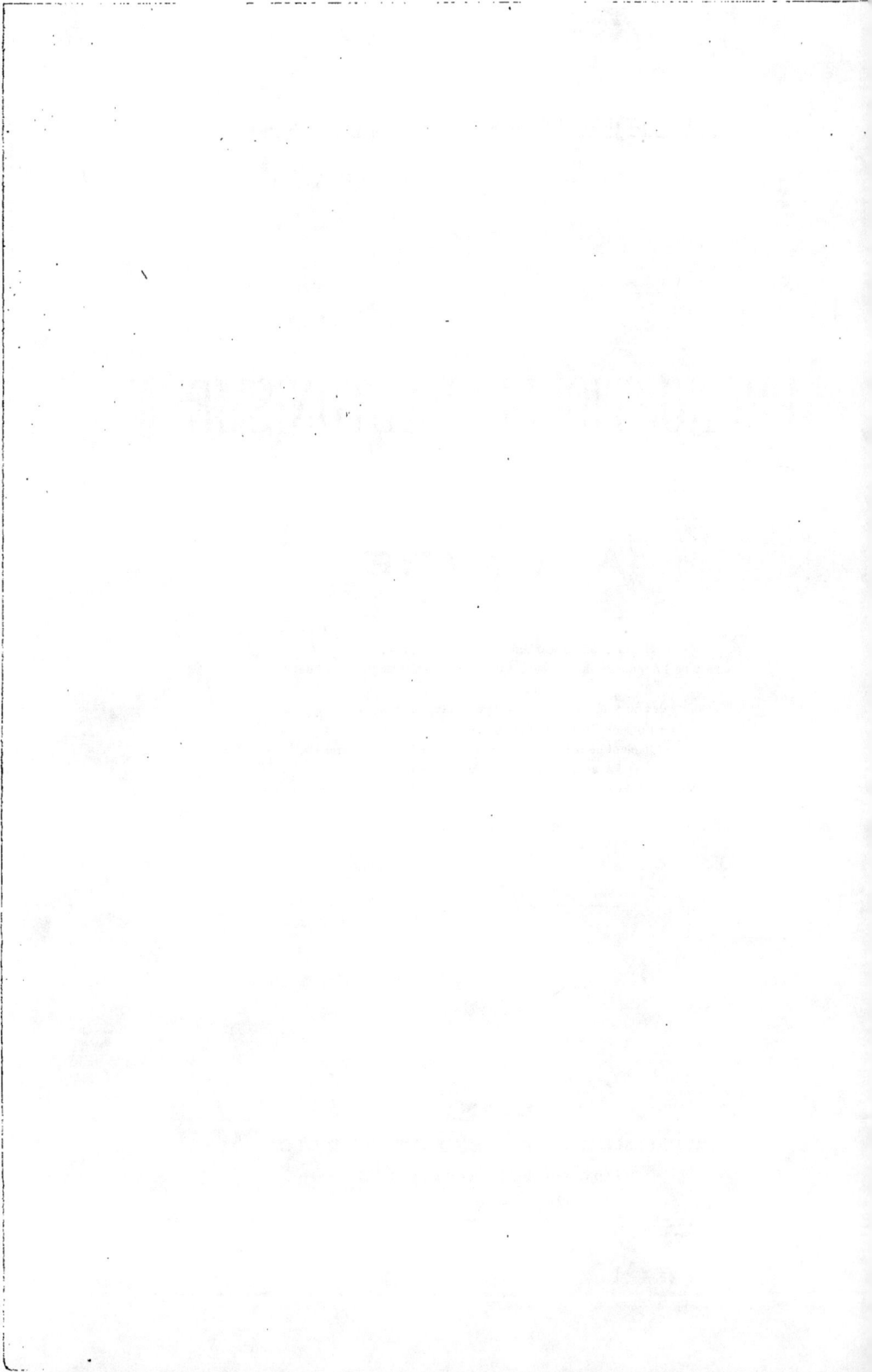

PRONOSTIC DU DALTONISME

Je voudrais établir d'une manière aussi précise que possible, suivant l'état actuel de la science, le pronostic du daltonisme.

Il faut convenir, en premier lieu, que c'est bien avec raison que le pronostic est considéré comme le chapitre le plus difficile de l'histoire des maladies.

Il doit résulter, en effet, d'une analyse clinique attentive, complète et circonstanciée. Il doit traduire la connaissance exacte de la maladie, prévoir ses conséquences, évaluer l'influence que peut avoir sur elle le traitement.

Le pronostic du daltonisme a, depuis longtemps, été cherché ; il est, çà et là, discuté dans presque toutes les publications qui traitent de cette anomalie visuelle.

Il faut l'examiner au point de vue de la Société et du porteur. Il faudrait aussi déterminer la gravité relative des différentes espèces de daltonisme.

Il faudrait passer en revue toutes les professions et supputer les chances d'accident, de ruine, de perte industrielle ou commerciale qui peuvent se présenter, suivant le cas, par le fait de cette infirmité.

Il est évident qu'il faut borner cette étude aux sujets les mieux caractérisés. Il y a toutefois, lieu de chercher la précision, afin que l'on puisse instituer vis-à-vis des daltoniens les précautions utiles, sans aller trop au-delà du nécessaire.

Il faudrait formuler clairement, d'après les tendances louables de la clinique, les différentes conclusions qui peuvent résulter de l'étude de la fausse appréciation des couleurs.

I. — C'est dans la marine évidemment que le daltonisme peut faire arriver les plus grands malheurs. C'est sur les bâtiments en marche qu'il faut éliminer absolument les daltoniens de certains emplois. Il faut que les marins aient un sens chromatique normal et très exercé. Il faut leur faire subir les épreuves de près et à distance et multiplier pour eux les visites périodiques ou de contrôle.

Il suffit d'avoir entre les mains une tactique navale pour connaître l'importance des signaux colorés dans la marine et savoir que la plupart des ordres résultent de combinaisons de formes et de couleurs, et qu'ils peuvent être modifiés de mille et mille manières. Les signaux colorés doivent être reconnus facilement, surtout par ceux qui exercent un commandement à tous les degrés de la hiérarchie ; mais c'est l'officier de service et les hommes de garde, les guetteurs, les canonniers et les artilleurs qui doivent surtout avoir une saine appréciation des couleurs.

Il serait facile de faire faire l'examen de contrôle pendant la remise du service.

La notion des couleurs ne paraît pas avoir d'importance pour les mécaniciens et les chauffeurs, pour les soldats d'infanterie de marine, tant que ces militaires restent dans leurs attributions.

Les couleurs dont l'ignorance entraînerait le plus de dangers dans la marine sont le *rouge* et le *vert*, à cause des feux de position, des phares, des sémaphores et des balises. Le *jaune* et le *bleu* sont aussi très-employés.

Les précautions que le regretté professeur Féris et moi nous avons réclamées avec insistance sont adoptées depuis quelque temps. La visite est instituée convenablement dans les écoles de mousses et pour le recrutement des élèves de l'Ecole Navale. Mais n'a-t-on pas rencontré récemment quelque part et sur le même pont trois officiers de vaisseau affectés de daltonisme grave ?

Le daltonisme n'exempte pas du service de la marine ; il est seulement incompatible avec certains emplois.

II. — L'on ne conteste plus aujourd'hui la nécessité de la visite des couleurs pour le recrutement du personnel du service actif des chemins de fer ; l'utilité des visites périodiques est admise généralement. Le législateur est intervenu dans quelques Etats. Un service de contrôle, institué par les gouvernements et payé par les compagnies, fonctionne très-régulièrement dans plusieurs pays.

L'exclusion des personnes affectées de fausse appréciation des couleurs a lieu sans difficulté. Le minimum de notion des couleurs est représenté par l'appréciation des signaux usités, et le plus souvent la visite se fait à l'aide du procédé de Holmgren.

J'ai pratiqué cette visite par différents procédés depuis 1855. En ce qui concerne l'ancien personnel, je n'ai fait renvoyer personne. J'ai seulement réclamé quelques changements d'emploi.

En éliminant les daltoniens, j'ai certainement agi suivant les intérêts de l'administration des chemins de fer et d'après des ordres écrits ; mais je prétends avoir agi aussi suivant l'intérêt des candidats eux-mêmes.

C'est sur les chefs de gare, les mécaniciens et les chauffeurs, les chefs de trains et les conducteurs, les aiguilleurs, les gardes-lignes et les gardes-barrières, les poseurs que repose surtout la sécurité des trains en marche. Si le mécanicien était affecté de daltonisme, il suffirait qu'il fut amené à convenir de son infirmité et que le chauffeur fût chargé du service des signaux. Il est indispensable que le daltonisme soit connu chez le mécanicien. qui est à proprement parler l'âme du train.

La visite périodique et de contrôle est toujours nécessaire pour ces agents. Elle pourrait se faire utilement lorsque le mécanicien se présente, avant le départ, au chef de dépôt. Quels malheurs n'aurait-on pas à redouter si le mécanicien et le chauffeur étaient tous deux affectés de la fausse appréciation des couleurs !

L'examen des postulants écarte les chances d'accident en ce qui concerne le daltonisme congénital, mais il faut prévoir les cas de daltonisme accidentel.

Ce n'est que dans les grandes gares et dans les bureaux que l'on peut sans danger donner asile aux daltoniens. Dans les petites gares, tous les agents doivent être à même de se charger, à un moment donné, de toutes les parties du service. Je dois dire cependant que, dans les bureaux des ingénieurs en chef de la voie, l'on a signalé des erreurs assez graves et d'une certaine importance, en définitive, sur les calculs de côtes, pour lesquels des encres de différentes couleurs avaient été employées sans discernement par des dessinateurs daltoniens.

Ces malfaçons avaient eu une certaine gravité, surtout à cause de la perte de temps qu'elles avaient occasionnée; mais il faut ajouter qu'elles n'avaient en rien compromis la sécurité des personnes.

Le daltonisme n'a pas d'importance chez les chefs supérieurs au chemin de fer.

Des ingénieurs, des architectes, des chefs de grands services ont pu être affectés gravement de daltonisme sans que le défaut de leur vision ait été nuisible et qu'il ait diminué leur autorité vis-à-vis du personnel. On pourrait citer des ingénieurs très daltoniens qui, loin d'avoir l'idée de contrarier les réformes au sujet de la dyschromatopsie, les ont favorisées suivant leurs attributions. On leur doit l'addition au règlement des signaux de modifications importantes qui constituent un très heureux complément à la visite des couleurs.

Animés d'un excellent esprit, comme Dalton, d'Hombres-Firmas, J.-B. Laurens, Delbœuf, Gladstone, et nos confrères A. B. B. D. L. M. R., ils ont fait servir aux intérêts de la science et de l'humanité les observations qu'ils ont faites sur eux-mêmes.

La visite des couleurs faite d'une manière régulière à chaque admission diminuera de jour en jour la gravité du pronostic du daltonisme au chemin de fer. Les visites de contrôle sont indispensables. En ce qui concerne l'ancien personnel, la visite n'est pas moins importante; mais, dans ce cas, l'essentiel serait que les daltoniens fussent connus comme tels, qu'ils fussent obligés de convenir du défaut de leur vision et de la nécessité où ils sont de ne pas se prononcer sur les objets colorés. Ils devraient avoir recours, pour cette partie de leur service, à l'aide d'un collègue doué d'une vue normale.

Nous aurons à revenir sur les moyens à mettre en usage pour le recrutement du personnel et les visites de contrôle.

III. — Depuis 1875, j'ai fait de nombreuses démarches afin de faire admettre la visite des couleurs dans l'armée de terre. Le daltonisme, quelle que soit sa gravité, ne doit pas exempter du service militaire. Il suffit d'user des précautions que nous avons indiquées déjà.

Les signaux colorés ont été mis en usage dans plusieurs grandes guerres en Amérique, et chez nous pendant la guerre de 1870.

Il est évident qu'en temps de guerre les erreurs sur les signaux de jour et de nuit peuvent avoir les conséquences les plus graves. Je tiens de plusieurs témoins oculaires qu'une erreur sur les couleurs a mis aux mains deux détachements appartenant aux armées alliées, dans le voisinage de Sébastopol. De tels faits ont pu se produire souvent. Aussi ai-je vivement désiré que mes propositions fussent prises en considération au Ministère de la Guerre. Il ne me suffit pas de savoir que Schermann, général en chef de l'armée des Etats-Unis, a prescrit, en 1879, cette visite et l'a organisée dans les principaux dépôts de l'armée de l'Union, en suivant, guidé en cela par Joy Jeffries, les propositions énoncées dans le mémoire que j'ai publié en 1875.

Dans l'armée de terre, la notion exacte des couleurs est surtout nécessaire aux militaires chargés des signaux et aux sentinelles.

Il serait à désirer que tous ceux qui sont appelés à exercer un commandement eussent un sens chromatique normal. Il faut absolument que ceux d'entre eux qui ne connaissent pas les couleurs s'en rapportent, pour l'appréciation des signaux, à l'un de leurs subordonnés doué d'une vue normale.

C'est dans les armées, particulièrement, qu'un ordre ministériel exécuté militairement peut avoir sur le pronostic du daltonisme une rapide influence. Cette action pourrait s'étendre bien au-delà de la durée du service militaire. Il suffirait de

faire savoir, dans les régiments, ce qui d'ailleurs est absolument conforme à la vérité, que les administrations des chemins de fer, des Postes et des Télégraphes, où beaucoup de militaires désirent être placés après leur libération, *exigent* que les postulants donnent la preuve d'une notion exacte des couleurs. L'institution des exercices sur les couleurs dans les écoles régimentaires aurait pour résultat certain la guérison d'un très grand nombre de daltoniens légèrement affectés. Cette réforme serait d'une très grande facilité d'exécution ; elle n'augmenterait pas d'une manière sensible le travail des maîtres et des élèves et elle aurait une grande influence sur le pronostic du daltonisme en général.

IV. — *Postes et Télégraphes.* — Le Ministère des Postes et des Télégraphes pourrait exiger que ses nouveaux agents fussent astreints à la visite des couleurs. L'on a déjà signalé un très grand nombre d'erreurs sur les timbres dans les bureaux de Poste. Ces erreurs ne sont explicables que par le daltonisme des personnes qui ont employé les timbres. Je tiens d'un contrôleur en retraite de l'administration centrale des Postes que, il y a cinq ou six ans, un employé du Bureau central de Paris, chargé de la vente des timbres, dut payer une différence de 150 francs provenant des erreurs qu'il avait faites dans un jour. Ces erreurs, pour mon interlocuteur, ne pouvaient s'expliquer que si l'on admettait que l'employé dont je parle était affecté de dyschromatopsie.

Médecin de l'administration des Télégraphes depuis 1859, j'ai le plus souvent, dès cette époque, exploré le sens chromatique des candidats. Je pense que cette visite intéresse surtout l'administration des Postes et la Télégraphie militaire.

V. — *Peinture.* — L'on pourrait supposer que les personnes gravement affectées seraient toujours disposées à quitter de bonne heure les professions qui s'exercent sur les objets colorés, et à suivre les vocations qui sont en rapport avec leurs aptitudes. Ce fait se produit certainement souvent ; mais il n'est pas rare de voir, malgré les déboires et les déconvenues, les daltoniens persister dans les professions où le hasard malencontreux les a poussés.

L'on rencontre un très grand nombre de peintres très daltoniens. Ils n'ont le plus souvent abordé la peinture qu'après avoir eu des succès comme dessinateurs. Comment ont-ils pu persister dans cette voie? Leurs œuvres n'ont-elles pas été l'objet de critiques circonstanciées?

En premier lieu, les œuvres d'art, les tableaux surtout, ne peuvent être appréciés convenablement que par un petit nombre de personnes. Les peintres daltoniens ont pu recueillir l'approbation d'artistes affectés, comme eux, de dyschromatopsie ; et ne sait-on pas que souvent les écarts, les actes d'audace des peintres sont considérés comme des traits de génie ou des marques d'originalité ?

Quidlibet audendi semper fuit aucta potestas.

Fait-on bien attention aux fautes de couleur quand on est ravi par l'heureux choix du sujet et par l'harmonie de la composition ?

Il faut convenir que plusieurs de ces daltoniens, comme mon très savant maître et ami J.-B. Laurens, ont beaucoup de talent. Les circonstances que je viens d'énumérer ne sont pas de nature à les engager à renoncer à leur manière de voir et de peindre. Ils se corrigent cependant plus ou moins, et ils trouvent souvent le moyen d'échapper aux conséquences de leur infirmité.

Il est très surprenant de rencontrer un grand nombre de peintres affectés de dyschromatopsie ; mais ce qui surtout nous étonne, c'est de constater que, dans la plupart des écoles de peinture, personne ne s'occupe de savoir si les élèves connaissent ou non les couleurs. Tel est cependant l'état actuel des choses.

VI. — *Industrie, commerce, ateliers, magasins.* — La fausse appréciation des couleurs entraîne des pertes industrielles et commerciales dont il nous est impossible d'évaluer l'importance. Le marin, l'employé des chemins de fer n'ont affaire qu'à des couleurs bien tranchées et disposées pour être vues facilement et de loin ; les peintres eux-mêmes ont des points de repère pour guider leur choix dans un nombre limité de types bien définis. Mais que deviendra le daltonien et celui dont le sens chromatique est faible et médiocrement exercé, au milieu des nuances innombrables des vêtements de femmes, des étoffes d'ameublement, des tentures, des tapis et des papiers peints ?...

Nous savons que plusieurs ont abandonné la fabrication des étoffes de soie, dès qu'il leur a été démontré que, loin de contribuer à la prospérité de leur maison, ils ne pouvaient absolument pas faire œuvre utile, quand ils étaient livrés à eux-mêmes. Entrés dans une industrie telle, par exemple, que la fabrication des bougies, ils ont pu mener leurs affaires à bien.

Mais il est certain que plusieurs jeunes gens, qui n'avaient pas réussi dans les magasins par le fait du daltonisme, ont abandonné le commerce, se sont engagés sans avoir du goût pour l'état militaire, ont fait de très mauvais soldats... Quelques-uns ont eu une fin déplorable. Nous ne pouvons pas insister davantage sur ce point. Nous pouvons dire cependant qu'un ecclésiastique des environs de Lyon choisit un jour de pluie, dans un magasin, un parapluie rouge. Il s'en servit immédiatement, et prévenu par un de ses confrères, qui s'étonnait d'un pareil choix, il maintint que son parapluie était noir... Ce prêtre était certainement daltonien ; mais le marchand ne l'était-il pas aussi, puisqu'il ne trouva pas l'occasion de faire une observation utile ?

Il s'est produit un très grand nombre d'erreurs sur les étoffes de vêtement, et ce sont certainement, parmi les commerçants, les fabricants, les marchands d'étoffes, qui ont le plus d'intérêt à posséder un sens chromatique normal et exercé. Mais le commerce des matières premières, de la droguerie, des produits chimiques et pharmaceutiques, des peaux, des fourrures, peut donner lieu à des erreurs graves, non moins que la fabrication des papiers peints et de tous les objets colorés.

Il est certain que les Chambres de Commerce, qui, déjà, par leurs subventions et leurs encouragements, favorisent l'enseignement spécial, pourraient avoir une grande influence sur l'éducation du sens chromatique. Cette influence pourrait s'étendre bien au-delà des écoles de mousses ou des écoles supérieures de commerce.

J'ai démontré ailleurs que c'est dans la famille et dans les écoles primaires que doit se faire surtout cette éducation particulière, avec un succès assuré si elle est entreprise de bonne heure et conduite d'une manière méthodique. — Il faut aller du simple au composé, commencer en un mot par le commencement.

L'exemple suivant me parait être tout à fait concluant :

Un enfant spécialement mal doué est, au sortir de l'école primaire, placé dans un magasin de laines à broder. Sa vue est tellement *surprise et désorientée* au milieu de ces objets aux mille couleurs, qu'il déclare à ses parents être dans l'impossibilité de travailler utilement dans ce magasin ; il témoigne de l'impression pénible produite sur sa vue par les objets colorés au milieu desquels, malgré ses efforts d'attention, il ne peut parvenir à se reconnaître.

Son père, ancien employé de chemin de fer, me l'amène. Je l'examine par les procédés usités et je reconnais qu'il est affecté de daltonisme grave. Après des exercices méthodiques institués par moi et continués par la mère du petit malade, nous sommes parvenus, en six mois environ, à rectifier sa vue très bien et à le mettre à même de remplir les divers emplois des chemins de fer. Examiné à plusieurs reprises par les procédés de précision, il donne la preuve d'une connaissance exacte des couleurs élémentaires. Il est certain que ce jeune homme, livré à lui-même, ne se serait pas spontanément guéri.

Il est indispensable que les chefs d'industrie et les commerçants examinent ou fassent examiner pour les couleurs leurs employés à leur entrée. Ils auraient le plus grand intérêt à les faire exercer sur les couleurs méthodiquement. Il ne serait pas question, en pareil cas, de guérir des daltoniens, mais bien d'accroître la valeur du sens chromatique d'agents qui deviendraient ainsi des ouvriers, des acheteurs et des vendeurs hors ligne.

La visite de début permettrait d'éliminer immédiatement certains auxiliaires dangereux. Ces derniers auraient l'avantage d'être prévenus assez à temps pour changer de profession.

Il faut avoir suivi, comme nous l'avons fait souvent, les exercices sur les couleurs chez des personnes bien douées, pour comprendre la rapidité merveilleuse des progrès que l'on peut accomp'ir par une attention soutenue. Si les couleurs vont à l'infini, le sens chromatique, livré à l'éducation méthodique et progressive, se montre, — que l'on me permette cette expression — d'une élasticité, d'une précision, d'une sûreté dont on ne peut avoir une idée juste que par une observation attentive et prolongée.

VII. — Il est préférable que le médecin ne soit pas daltonien, mais surtout le médecin de marine, le médecin de l'armée de terre et le médecin des chemins de fer. Il ne faut pas que le médecin expert soit daltonien ; je dois dire cependant que le daltonisme chez le médecin expert près les cours et tribunaux d'une grande ville est moins dangereux que chez le médecin de campagne qui serait appelé comme expert. Le premier ne peut pas éviter de connaître au bout d'un certain temps son infirmité, et il procède rarement seul aux expertises ; de telle sorte que ses appréciations peuvent être facilement rectifiées en ce qui concerne les couleurs. Mais à coup sûr, le témoignage du plus savant médecin légiste serait moins concluant, s'il venait à se glisser, dans les descriptions qu'il contiendrait, une erreur d'appréciation sur les couleurs.

Le médecin de chemin de fer, qui délivre aux agents nouvellement admis un certificat d'aptitude, ne peut être sans un grand danger daltonien que s'il choisit certains procédés d'examen, tels que celui de Daae. Il est évident que, dans la marine et dans l'armée de terre, ce sont les médecins qui sont et seront chargés de veiller aux exercices et de diriger les examens de contrôle.

Les médecins affectés de daltonisme que j'ai connus s'étaient aperçus du défaut de leur vision, et dès lors avaient cessé d'être dangereux en ce qui concerne l'exercice de la médecine. La plupart avaient reconnu la dyschromatopsie dont ils étaient affectés au début de leurs études médicales, surtout à l'occasion des leçons d'histoire naturelle et de chimie qu'ils avaient dû suivre à la fin des études des lycées ou aux cours des Facultés.

J'ai cherché très souvent l'occasion de m'entretenir avec eux..., leur conversation étant pour moi très instructive. J'ai eu le grand plaisir de constater que la plupart d'entre eux admettent pleinement mes conclusions et sont persuadés que les exercices méthodiques, entrepris dans leur enfance, les auraient débarrassés de leur affection. L'habitude qu'ils ont de l'observation clinique, leur instruction encyclopédique m'ont été d'un secours bien précieux, lorsque surtout je me suis occupé du traitement de la dyschromatopsie chez l'adulte.

Le daltonisme très accusé que j'ai observé chez un grand nombre de médecins ne les a pas empêchés d'occuper un rang très distingué parmi nous : plusieurs sont ou ont été professeurs de nos facultés de médecine, médecins ou chirurgiens des hôpitaux, médecins aux rapports. Comme dans la fameuse commission des phares, où, sur 5 commissaires, 3 étaient daltoniens, *je les ai vus* aussi au nombre de 3 sur 5 chefs de service à l'hôpital de X.....

VIII. — Ces majorités de daltoniens pourraient être dangereuses sans doute dans certaines circonstances. Les emplois des bureaux sont très demandés par les daltoniens.... Il y aurait lieu de voir s'ils ne pourraient pas se constituer en majorités dans les administrations centrales de l'Etat, et si les difficultés que l'on éprouve à faire pénétrer dans les conseils du gouvernement les idées nouvelles sur l'éducation des organes des sens ne pourraient pas leur être attribuées.....

IX. — Il est certain qu'il ne faut pas qu'un pharmacien soit daltonien. La couleur a une telle importance dans les opérations de pharmacie ou de chimie auxquelles ils se livre à chaque instant, qu'il y aurait lieu de tout craindre de sa part s'il n'avait pas comme collaborateurs des collègues ou des élèves doués d'une vue normale.

Il faudrait charger les membres des jurys médicaux de vérifier le sens chromatique des pharmaciens à chaque inspection. Il faudrait rendre la visite des couleurs obligatoire, au début des études d'histoire naturelle, de physique et de chimie.

X. — Depuis 1872, et par les voies les plus régulières, j'ai demandé, en m'adressant aux autorités compétentes, l'introduction des exercices sur les couleurs dans les écoles.

La très grande facilité avec laquelle les jeunes sujets apprennent presque tous les couleurs, m'engage à proposer même, pour les écoles primaires, à ceux qui règlent les études, de ne point s'en tenir aux couleurs dites élémentaires, mais bien de faire continuer les exercices suivant les aptitudes des enfants.

Il faut s'en rapporter, pour réglementer ces exercices, aux travaux de l'illustre professeur Chevreul, dont les classifications ont été établies d'après l'examen d'une quantité innombrable d'objets colorés.

Ces objets ont été soumis à l'appréciation du maître et de trois de ses collaborateurs, doués comme lui d'un sens chromatique de premier ordre. Les exercices seront aussi dirigés de manière à faire profiter les élèves des phénomènes de contraste dont le caractère et l'importance ont été depuis longtemps signalés par M. Chevreul.

L'on peut être assuré dans les écoles primaires de donner facilement à tous les élèves, sauf exception extrêmement rare, la notion exacte des couleurs élémentaires et les plus usuelles.

C'est dans les écoles primaires que l'on reconnaîtra facilement les élèves doués d'une manière exceptionnelle. A ces privilégiés, les maîtres pourront donner en peu de temps les notions qu'il faut avoir pour aborder utilement l'étude des arts industriels.

Il est certain que l'on augmentera de bonne heure la valeur du sens chromatique de la plupart des élèves. Les moins bien doués acquerront les notions indispensables, celles, par exemple, qu'il faut avoir pour les emplois de chemin de fer. Ils seront avertis de manière à ne pas se vouer à la fabrication et à la vente des étoffes d'habillement ou d'ameublement, et aux nombreuses professions qui s'exercent sur les objets colorés.

XI. — Je ne m'occuperai pas du daltonisme pathologique, qui se montre si fréquemment pendant le cours d'un certain nombre de maladies oculaires. Cette étude, très intéressante d'ailleurs, se distingue tout à fait de celle du daltonisme par faiblesse congénitale du sens chromatique et par défaut d'exercice. Son pronostic suit, en général, les vicissitudes de la maladie qui lui a donné naissance.

XII. — Le daltonisme traumatique ne subsiste pas longtemps ; il disparaît ordinairement avec les suites de la lésion qui l'a produit. La fausse appréciation des couleurs, occasionnée par l'insolation, peut durer très longtemps ; celle qui résulte des maladies de longue durée, telles que le rhumatisme, la fièvre typhoïde, subsiste longtemps après la fin de ces maladies.

Les études très consciencieuses faites sur la fausse appréciation des couleurs, résultant de l'usage du tabac, de la quinine et de plusieurs autres substances offrent un grand intérêt ; elles me paraissent devoir profiter à la thérapeutique du daltonisme et à la théorie de ce curieux phénomène.

Le pronostic du daltonisme varie donc suivant la profession des individus, suivant le sexe, puisque presque toutes les personnes du sexe féminin lui échappent spontanément. Il varie beaucoup suivant l'âge, puisque nous avons démontré que la chromatopseudopsie est parfaitement curable, dans presque tous les cas, chez les jeunes sujets.

Nous avons aussi constaté que le traitement chez l'adulte gravement malade présente les plus grandes difficultés, qu'il réclame beaucoup de patience et de temps ; il arrive qu'il est souvent abandonné prématurément.

Parmi les couleurs élémentaires, le *violet* est dans notre pays la couleur la moins bien connue. L'ignorance et la confusion du *bleu* et du *vert* viennent ensuite. C'est le *rouge* et le *jaune* qui donnent lieu au moins grand nombre d'erreurs. Il n'en est certainement pas ainsi partout, puisque Holmgren constate que ce qu'il appelle la cécité pour le violet ne se rencontre que très rarement en Suède.

Les différences de climat et de latitude, les habitudes ont-elles de l'influence sur un tel état de choses ?

De l'étude aussi abrégée que possible que je viens de faire, je souhaite que l'on puisse facilement dégager les circonstances et les influences qui peuvent augmenter, atténuer ou faire disparaître la gravité de la fausse appréciation des couleurs.

Si l'on pouvait agir par les voies les plus rapides, il ne me serait pas difficile de désigner les personnes qui peuvent avoir sur le pronostic de la maladie qui m'occupe l'influence la plus décisive.

Ce sont les mères, ce sont les femmes, mais l'action législative est nécessaire.

Le Ministre de l'Instruction publique pourrait prendre des mesures très rapidement efficaces. Les autres ministres, par des ordres spéciaux, pourraient, à bref délai, dans leurs départements respectifs, assurer les réformes nécessaires.

Mais il est indispensable d'obtenir une loi qui rende les daltoniens responsables de leurs erreurs, et de formuler des règlements particuliers en vue des professions où la fausse appréciation des couleurs se présente comme un danger public.

Il résulte de très nombreuses observations que j'ai prises avec soin depuis très longtemps, que l'on ne peut se faire actuellement une idée exacte de l'ignorance, tant elle est répandue, de la plupart des personnes du sexe masculin en ce qui concerne les couleurs et les nuances. Je serais tenté de dire que, pour les hommes, l'ignorance des couleurs et des nuances est la règle, et la notion exacte l'exception.

Je rapproche de cette proposition la preuve que j'ai de la très grande facilité avec laquelle les jeunes sujets apprennent les couleurs et les nuances, et si je parviens à faire partager ma conviction par un grand nombre de personnes, j'aurai fait un pas décisif vers le but que je me propose depuis longtemps d'atteindre.

Au moyen des exercices méthodiques entrepris et exécutés dans la famille et dans les écoles, dans un avenir peu éloigné, l'on pourra réduire le nombre des personnes affectées de fausse appréciation des couleurs à tel point, que réellement le daltonisme deviendra d'une rareté extrême. Les exercices sur les couleurs augmenteront la valeur du sens chromatique de la plupart des personnes au très grand avantage de l'industrie et du commerce de notre pays.

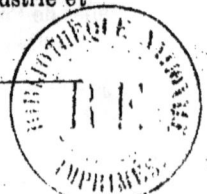

Lyon. — Impr. du Salut Public, rue de la République, 33.

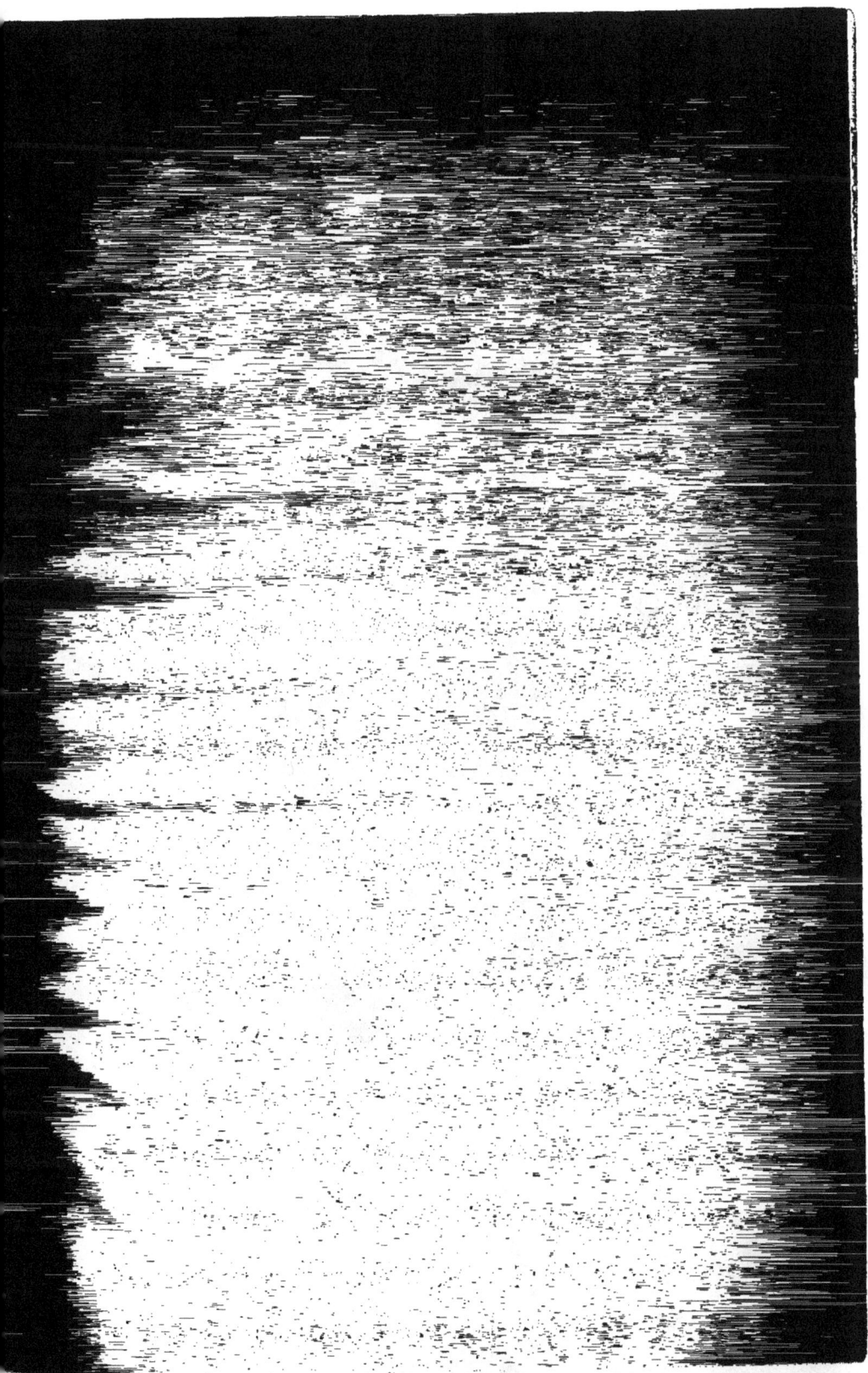